BEI GRIN MACHT SICH IHR WISSEN BEZAHLT

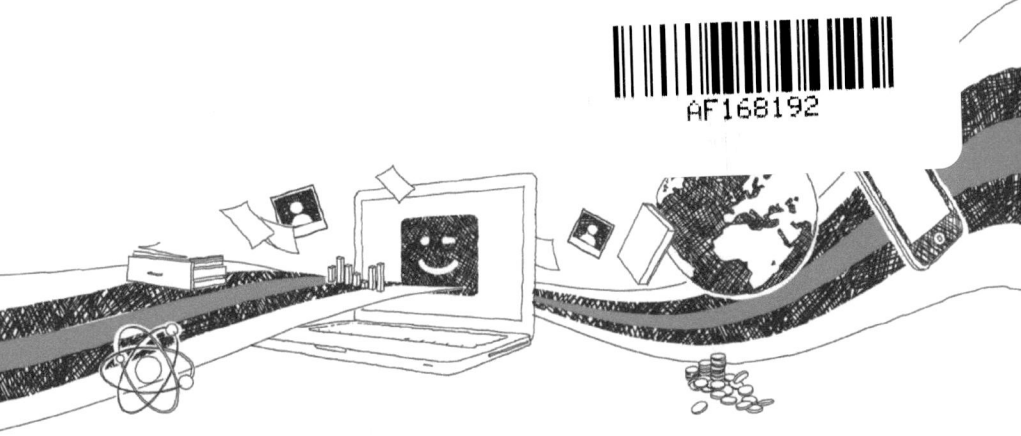

AF168192

- Wir veröffentlichen Ihre Hausarbeit, Bachelor- und Masterarbeit

- Ihr eigenes eBook und Buch - weltweit in allen wichtigen Shops

- Verdienen Sie an jedem Verkauf

Jetzt bei www.GRIN.com hochladen und kostenlos publizieren

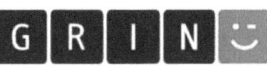

Das individuelle Krankheitsskript bei rezidivierenden Nephrolithiasis

Julia Opper

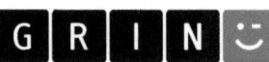

Bibliografische Information der Deutschen Nationalbibliothek:

Die Deutsche Nationalbibliothek verzeichnet diese Publikation in der Deutschen Nationalbibliografie; detaillierte bibliografische Daten sind im Internet über http://dnb.d-nb.de abrufbar.

ISBN: 9783346355003
Dieses Buch ist auch als E-Book erhältlich.

© GRIN Publishing GmbH
Trappentreustraße 1
80339 München

Druck und Bindung: Books on Demand GmbH, Norderstedt Germany
Gedruckt auf säurefreiem Papier aus verantwortungsvollen Quellen

Das Buch bei GRIN: https://www.grin.com/document/991116

DIPLOMA -

HOCHSCHULE

University of Applied Science

Fachbereich Gesundheit und Soziales

Medizinalfachberufe Bachelor of Arts

Hausarbeit in Clinical Reasoning III: Das individuelle Krankheitsskript

Thema: Das individuelle Krankheitsskript bei rezidivierenden Nephrolithiasis

Vorgelegt von: Julia Opper

Studienzentrum: virtuell

Bearbeitungszeitraum: 21.11.2020-16.01.2021

Julia Opper

Inhaltsverzeichnis

Abkürzungsverzeichnis

AWMF: Arbeitsgemeinschaft der Wissenschaftlichen Medizinischen

Fachgesellschaften

BAR: Bundesarbeitsgemeinschaft für Rehabilitation

CT: Computertomographie

ICD: International Classification of Diseases

ICF: International Classification of Functioning, Disability and Health.

Behinderung und Gesundheit,

ICN: International Council of Nurses

I.v.   Intravenös

SOC: Sense of coherence

VDEK: Verband der Ersatzkassen

WHO: World Health Organisation

Glossar

Metaphylaxe: beschreibt die Nachbehandlung einer überstandenen Krankheit. [1] In der vorliegenden Hausarbeit behandelt die Metaphylaxe die Vorbeugung weiterer Harnsteine.

Crystal cell interaction: Ein Modell zur Beschreibung der Harnsteinentstehung. [2] Der Ausgang ist ein übersättigter Urin mit lithogenen Substanzen und einem Defizit an Inhibitoren. [3] Es folgt eine Kristallisation. [4] Im weiteren Verlauf bildet sich ein Nukleus (Konzept der homogenen oder heterogenen Nukleation). [5] Es entsteht eine Adhäsion am Tubulussystem, die mittels Transzytose, in das Interstitium zieht. [6] An den Papillen erfolgt eine Kristallabtragung. [7] Weitere Ansammlungen von Kristallen, führen zum Harnsteinleiden. [8] Bei dem Prozess werden Entzündungsmediatoren freigesetzt und urodynamische Verhältnisse verändert. [9]

Obstruktiv: Fachbegriff der Medizin. Bedeutet übersetzt: „Verengt". [10] In der anliegenden Hausarbeit handelt es sich um eine Verengung im Nierensystem durch ein Konkrement.

Pyelonephritis: Entzündung des Nierenbeckens. [11]

---

[1] (Schäfer-Bashtdar; Decker & Antwerpes, 2017, Abs. 1)
[2] (Straub & Hautmann, 2014, S. 250-252)
[3] (Straub & Hautmann, 2014, S. 251)
[4] (Straub & Hautmann, 2014, S. 251)
[5] (Straub & Hautmann, 2014, S. 250-251)
[6] (Straub & Hautmann, 2014, S. 251)
[7] (Straub & Hautmann, 2014, S. 251)
[8] (Straub & Hautmann, 2014, S. 251)
[9] (Straub & Hautmann, 2014, S. 251)
[10] (Antwerpes & Blaschke 2017, Abs. 1)
[11] (Antwerpes, Vehring & Decker 2019, Abs. 1)

Urosepsis: Eine Sepsis, die vom Urogenitalen System ausgeht.[12]

Harnsediment: Beschreibt die festen Bestandteile des Urins.[13]

---

[12] (Antwerpes, Wolfmeir & Graf von Westphalen 2018, Abs. 1)
[13] (Machetanz & Rudolf-Müller, 2017, Abs 1)

1. Einleitung

Patienten mit rezidivierenden Nephrolithiasis benötigen eine weitere urologische Abklärung, da ein erhöhtes Risiko für Folgekomplikationen besteht. Um Rezidive zu vermeiden, werden die Risikofaktoren ermittelt. Dahingehend werden die Metaphylaxen für den Patienten angepasst. Die Hausarbeit stellt ein fiktives Fallbeispiel aus dem urologischen Fachbuch: *„Urologie Basiswissen 7. Auflage"*, dar. Anhand dessen wird dargestellt, dass ein klinisches Problem unvollständig durch den Mediziner erfasst wird. Folglich ist die Ermittlung von Risikofaktoren, sowie die weitere Therapie und Präventionsplanung unzureichend. Ein gesamtes klinische Urteil wird durch die Betrachtung des *„individuellen Krankheitsskripts"* ermöglicht. Es beinhaltet neben pathophysiologischen Prozessen, die Auswirkung von Symptomen einer Krankheit, sowie Bedingungen, die eine Entstehung einer Krankheit, begünstigen oder vermeiden.[14] Für die Betrachtung nach dem individuellen Krankheitsskript, werden die *„Formen des Clinical Reasoning"*, die Resilienz mit den Resilienzfaktoren, das Modell der Salutogenese und die Kohärenz, sowie die *„International Classification of Functioning, Disability and Health"* (ICF) hinzugezogen. Für die anliegende Fallarbeit soll zunächst das Krankheitsbild vorgestellt werden. Im nächsten Teil wird das Fallbeispiel wiedergegeben und auf die oben genannten Punkte analysiert. Für die Darstellung sind Literaturen der Hochschulbibliothek der „privaten staatlich anerkannten Hochschule Diploma", Internetrecherchen, eigene erworbene Literatur, sowie die „S2K-Leitlinie zur Diagnostik, Therapie und Metaphylaxe der Urolithiasis der AWMF-Leitlinien", verwendet wurden. Die Hochschulskripte: „Clinical Reasoning" eins und drei, bilden die Grundlage für die Darstellung der „Formen des Clinical Reasoning", der Resilienz und der ICF. Für weitere Informationen zum Thema der „International Classification of Functioning, Disability and Health", der Salutogenese/Kohärenz, der Resilienz und den Resilienzfaktoren, wurde eine Internetrecherche über die Suchmaschine Google und Google Scholar durchgeführt.

---

[14] (Burtchen, Nadler & Marienhagen, 2019, S.12)

2. Definition von Urolithiasis

Bei dem Krankheitsbild Urolithiasis handelt es sich um eine **Bildung von Konkrementen** in den ableitenden Harnwegen mit begleitenden Schmerzanfällen, die in der Medizin als **Nierenkolik** bezeichnet werden.[15] Eine weitere Einteilung erfolgt durch die **Lokalisation** in Nephrolithiasis (Nierenstein), Ureterolithiasis (Harnleiterstein), Zystolithiasis (Blasenstein) und Urethralithiasis (Stein in der Harnröhre).[16] Im medizinischen Sprachgebrauch werden i.d.R. nur die Begriffe Nephrolithiasis und Urolithiasis benutzt.[17]

3. Epidemiologie

Die Autorin Sonja Klein schreibt: „In Deutschland leiden schätzungsweise 3-5% der Bevölkerung an Nierensteinen. Im Jahr 2017 wurden laut Gesundheitsberichterstattung des Bundes 132.213 Patienten in Deutschland wegen einer Urolithiasis im Krankenhaus stationär behandelt, davon 90.885 Männer und 41.328 Frauen".[18] Männer sind häufiger betroffen.[19] Das Krankheitsbild tritt vorwiegend zwischen dem 30. bis 60. Lebensjahr auf.[20] Zudem berichtet die Autorin: „Im Vergleich zu den Vorjahren wird jedoch in Deutschland und auch international beobachtet, dass Prävalenz und Inzidenz stetig weiter ansteigen".[21]

4. Pathogenese

Durch eine Übersättigung des Urins mit steinbildenden Substanzen erfolgt eine Kristallisation.[22]Entsprechend findet eine Kristallaggregation statt.[23] Durch das Fehlen von Inhibitoren, wird der Prozess gefördert.[24] Die „**crystal cell interaction**" spielt bei der weiteren Entstehung eine Rolle.[25] Zudem begünstigen

---

[15] (Menche, & Brandt, 2014, S. 1093)
[16] (Hircin, Fink, Richter & Antwerpes, 2020, Abs. 1)
[17] (Hirccin, Fink, Richter, & Antwerpes, 2020, Abs. 1)
[18] (Klein, 2019, Abs. 4)
[19] (Klein, 2019, Abs. 5)
[20] (Klein, 2019, Abs. 5)
[21] (Klein, 2019, Abs. 4)
[22] (Gasser,2015, S. 74-76)
[23] (Gasser, 2015, S. 74-76)
[24] (Gasser, 2015, S. 74-76)
[25] (Straub & Hautmann, 2014, S. 255-256)

bedingte Faktoren das Krankheitsentstehen.[26] Weiteres zu den bedingten Faktoren berichten die Autoren Straub, Hautmann, Gasser und Hircin.

5. Harnsteinarten

Harnsteine werden durch die **Steinlage**, dem **Röntgenverhalten**, der **Ätiologie** und der **chemischen Zusammensetzung** unterschieden.[27]

6. Symptomatik und Komplikationen

Charakteristisch für das Krankheitsbild Nephrolithiasis oder Urolithiasis ist die **Nierensteinkolik** und im späteren Verlauf die **obstruktive Pyelonephritis**[28]. Es besteht die Gefahr einer **Urosepsis**.[29]

7. Diagnostik

Bei der Notfalldiagnostik findet eine **Analgesie** mit Paracetamol, Metamizol und Diclofenac statt.[30] Zudem finden eine **Anamnese**, eine **körperliche Untersuchung** und eine **Laboruntersuchung** statt.[31] Zusätzlich werden **bildgebende Verfahren** veranlasst.[32] Vorrangig wird die **Sonografie** und ein **CT ohne Kontrastmittel** durchgeführt[33]. Bildgebende Verfahren werden eingesetzt, um einen Steinnachweis, die Größe und Lokalisation des Steins, die Hohlsysteme, Sekundärkrankheiten und Therapievarianten darzustellen.[34]

---

[26] (Straub & Hautmann, 2014. S. 252-254)
[27] (Straub & Hautmann, 2014, S. 255-256)
[28] (Straub & Hautmann, 2014, S. 260-262)
[29] (Straub & Hautmann, 2014, S. 262)
[30] (Arbeitsgemeinschaft der Wissenschaftlichen Medizinischen Fachgesellschaften (AWMF) & Arbeitskreis Harnsteine der Akademie der Deutschen Urologen Deutsche Gesellschaft für Urologie, 2018, S. 27)
[31] (Arbeitsgemeinschaft der Wissenschaftlichen Medizinischen Fachgesellschaften (AWMF) & Arbeitskreis Harnsteine der Akademie der Deutschen Urologen Deutsche Gesellschaft für Urologie, 2018, S. 21)
[32] (Arbeitsgemeinschaft der Wissenschaftlichen Medizinischen Fachgesellschaften (AWMF) & Arbeitskreis Harnsteine der Akademie der Deutschen Urologen Deutsche Gesellschaft für Urologie, 2018, S. 21)
[33] (Arbeitsgemeinschaft der Wissenschaftlichen Medizinischen Fachgesellschaften (AWMF) & Arbeitskreis Harnsteine der Akademie der Deutschen Urologen Deutsche Gesellschaft für Urologie, 2018, S. 25)
[34] (Arbeitsgemeinschaft der Wissenschaftlichen Medizinischen Fachgesellschaften (AWMF) & Arbeitskreis Harnsteine der Akademie der Deutschen Urologen Deutsche Gesellschaft für Urologie, 2018, S. 21)

8. Therapie

Therapiemöglichkeiten sind Harnableitungen oder weitere Therapieplanungen.[35]
Letztere sind konservative[36] und interventionelle Verfahren.[37]
Der aktuelle Stand ist in der **S2K-Leitlinie zur Diagnostik, Therapie und Meta-phylaxe der Urolithiasis der AWMF**, zu entnehmen.

9. Metabolische Diagnostik und Rezidivprophylaxe

Patienten erhalten eine **Basisdiagnostik** und **Harnsteinanalyse**.[38] Bestimmte Stoffwechselerkrankungen, die eine Steinbildung begünstigen, werden durch die metabolische Diagnostik erkannt.[39]Entsprechend erfolgt eine Einteilung in den **Hochrisiko-** und **Niedrigrisikopatienten**.[40] Letztere, erhalten eine **allgemeine Metaphylaxe**.[41] Bei Hochrisikopatienten erfolgt eine weitere metabolische Abklärung.[42] Die Basisdiagnostik beinhaltet die Anamnese, klinische Untersuchungen, eine Sonografie der Niere und ableitenden Harnwege, Laboruntersuchungen, den Urinstatus mit Teststreifenuntersuchungen, eine Urinkultur und ein Harnsediment.[43] Bei unbekannten Steinarten werden zusätzlich bildgebende Verfahren, eine Mikroskopie des Harnsediments und ein Urin PH- Tagesprofil angestrebt[44].

Die **allgemeine Metaphylaxe** basiert auf einer Erhöhung der Diurese, einer ausgewogenen Ernährung, einer Reduzierung von Stress, einer Erhöhung der körperlichen Aktivität, sowie einer Gewichtsnormalisierung.[45] Weiterhin besteht die

---

[35] (Arbeitsgemeinschaft der Wissenschaftlichen Medizinischen Fachgesellschaften (AWMF) & Arbeitskreis Harnsteine der Akademie der Deutschen Urologen Deutsche Gesellschaft für Urologie, 2018, S. 30-33)
[36] (Arbeitsgemeinschaft der Wissenschaftlichen Medizinischen Fachgesellschaften (AWMF) & Arbeitskreis Harnsteine der Akademie der Deutschen Urologen Deutsche Gesellschaft für Urologie, 2018, S.34-38)
[37] (Arbeitsgemeinschaft der Wissenschaftlichen Medizinischen Fachgesellschaften (AWMF) & Arbeitskreis Harnsteine der Akademie der Deutschen Urologen Deutsche Gesellschaft für Urologie, 2018, S. 39-75)
[38] (Arbeitsgemeinschaft der Wissenschaftlichen Medizinischen Fachgesellschaften (AWMF) & Arbeitskreis Harnsteine der Akademie der Deutschen Urologen Deutsche Gesellschaft für Urologie, 2018, S. 88)
[39] (Arbeitsgemeinschaft der Wissenschaftlichen Medizinischen Fachgesellschaften (AWMF) & Arbeitskreis Harnsteine der Akademie der Deutschen Urologen Deutsche Gesellschaft für Urologie, 2018, S.100-101)
[40] (Arbeitsgemeinschaft der Wissenschaftlichen Medizinischen Fachgesellschaften (AWMF) & Arbeitskreis Harnsteine der Akademie der Deutschen Urologen Deutsche Gesellschaft für Urologie., 2018, S. 88)
[41] (Arbeitsgemeinschaft der Wissenschaftlichen Medizinischen Fachgesellschaften (AWMF) & Arbeitskreis Harnsteine der Akademie der Deutschen Urologen Deutsche Gesellschaft für Urologie, 2018, S. 88)
[42] (Arbeitsgemeinschaft der Wissenschaftlichen Medizinischen Fachgesellschaften (AWMF) & Arbeitskreis Harnsteine der Akademie der Deutschen Urologen Deutsche Gesellschaft für Urologie, 2018, S. 88)
[43] (Arbeitsgemeinschaft der Wissenschaftlichen Medizinischen Fachgesellschaften (AWMF) & Arbeitskreis Harnsteine der Akademie der Deutschen Urologen Deutsche Gesellschaft für Urologie, 2018, S. 89)
[44] (Arbeitsgemeinschaft der Wissenschaftlichen Medizinischen Fachgesellschaften (AWMF) & Arbeitskreis Harnsteine der Akademie der Deutschen Urologen Deutsche Gesellschaft für Urologie, 2018, S. 90)
[45] (Arbeitsgemeinschaft der Wissenschaftlichen Medizinischen Fachgesellschaften (AWMF) & Arbeitskreis Harnsteine der Akademie der Deutschen Urologen Deutsche Gesellschaft für Urologie, 2018, S. 92-93)

Möglichkeit einer steinspezifischen Prophylaxe bei Hochrisikopatienten.[46] Diese werden in den AWMF-Leitlinien geschildert.

10. Das individuelle Krankheitsskript bei rezidivierenden Nephrolithiasis

Nachdem ein Überblick über Krankheitsspektrum geschaffen wurde, wird ein Blick auf das individuelle Krankheitsskript notwendig. Das Fallbeispiel wurde aus dem urologischen Fachbuch *„Urologie Basiswissen 7. Auflage"*, übernommen.

10.1. Fallbeispiel aus dem Fachbuch: „Urologie Basiswissen Auflage 7"

Der Autor Thomas Gasser beschreibt wie folgt einen Fall von Nephrolithiasis:

„Ein 30-jähriger Kaufmann leidet seit 12 h, an zunehmend starken Nierenkoliken links. Er sucht im Kolikintervall die Notfallstation auf".[47] Im nächsten Schritt beschreibt Gasser die Anamnese: „Der Kolikschmerz ist dem Patienten nicht unbekannt. Seit dem 20. Lebensjahr hat er gelegentlich Steinkoliken durchgemacht. Es sind 3 Uretersteine (links und rechts) abgegangen. Eine Steinanalyse fand bisher nicht statt. In den letzten Stunden hat sich der Schmerz nach unten in die linke Leistengegend verlagert und strahlt gegen das Skrotum aus. Fieber besteht nicht".[48] Zur Beurteilung schreibt Gasser in seinem Fall: „Vierte Steinepisode bei ätiologisch ungeklärter Urolithiasis beidseits".[49] Als weiteres Vorgehen beschreibt Gasser den Fall folgend: „Aktuelle Steinepisode: notfallmäßige Stein-CT (ohne Kontrastmittel) im Kolikintervall Diese zeigt einen leicht erweiterten Ureter links mit einem prävesikalen pfefferkorngroßen Konkrement. Die Nieren sind sonst unauffällig, abgesehen von einer pfefferkorngroßen Verkalkung im Bereich der rechten Niere. Es ist demnächst mit dem spontanen Abgang des Konkrements zu rechnen. Sollten nochmals die Koliken auftreten, so lässt sich der Patient eine Ampulle Metamizol-Natrium (2ml, evtl. 5ml) i.v. spritzen. Das abgehende

---

[46] (Arbeitsgemeinschaft der Wissenschaftlichen Medizinischen Fachgesellschaften (AWMF) & Arbeitskreis Harnsteine der Akademie der Deutschen Urologen Deutsche Gesellschaft für Urologie, 2018, S.93-110)
[47] (Gasser, 2019, S. 62)
[48] (Gasser, 2019, S. 62)
[49] (Gasser, 2019, S. 62)

Konkrement wird er, wenn möglich, abfangen".[50] In der weiteren Abklärung nennt Gasser: „Analyse des Konkrements. Es handelt sich hierbei um einem Oxalat-Phosphat-Mischstein. Bestimmung der Serumelektrolyte, besonders Kalzium und Phosphor, abgenommen. Die Werte sind im Normbereich. Ein Hyperparathyreoidismus ist daher unwahrscheinlich. Auch das Serumkreatinin und die Urinelektrolyte im 24-h- Urin sind im Normbereich. Die Abklärung der Essgewohnheiten des Patienten ergibt, dass er eine normale Mischkost zu sich nimmt".[51] Zur Empfehlung der Prophylaxe besteht Gasser auf: „Diuresesteigerung wenn möglich auf 1,5 l/Tag. Keine Diätvorschriften. Vermehrte körperliche Aktivität wird empfohlen".[52]

10.2. Die Formen des Clinical Reasoning

„Clinical Reasoning" dient zur vollständigen Erfassung eines klinischen Problems.[53] Um das individuelle Krankheitsskript im Fallbeispiel zu erfassen, werden die sechs „Formen des Clinical Reasoning" angewendet. Anliegend werden die Lernfaktoren erläutert und in den Fall inkludiert.

10.2.1. Scientific Resoning

Diese Form des Denkens, dient zur vollständigen Erfassung eines klinischen Problems, indem logische und sachliche Denkweisen angewendet werden.[54] Durch das Scientific Reasoning erfolgt im ersten Schritt eine Sammlung von **Schlüsselbegriffen („cue- acquisition")**. Sie dienen für eine Erfassung von bekannten Informationen über den Patienten.[55] Diese ermöglichen einer Fachkraft, **erste Arbeitshypothesen**, die im **„pre-assessment-image"** entstanden sind, zu bestätigen oder zu widerlegen.[56] Folgende Schlüsselbegriffe werden erfasst:

- 30-jährigen Bürokaufmann mit bekannter Nierenkolik.
- drei Uretersteine seit dem 20 Lebensjahr diagnostiziert.

[50] (Gasser, 2019, S. 62)
[51] (Gasser, 2019, S. 62-63)
[52] (Gasser, 2019, S. 63)
[53] (Burtchen, 2019, S. 13)
[54] (Burtchen, 2019, S. 26)
[55] (Burtchen, 2019, S. 14)
[56] (Burtchen, 2019, S. 14)

- Aktuell vierte Nierensteinepisode durch ein CT diagnostiziert, konservative Behandlung eingeleitet (vor der Harnblase liegend)
- Oxalat-Phosphat-Mischstein laut Steinanalyse
- Differenzialdiagnostisch: kein Hyperparathyreoidismus diagnostiziert
- Zur Schmerzbehandlung wird Metamizol verwendet.
- Prophylaxen: Erhöhung der körperlichen Tätigkeit und die Diuresesteigerung.

Für eine vollständige Erfassung des klinischen Problems, stellen sich die Fachkräfte zusätzliche Fragen. Welches Vorwissen besitzt der Patient über sein Krankheitsbild? Hat der Patient bestehendes Übergewicht? Betreibt der Patient regelmäßig Sport? Wie viel Liter pro Tag trinkt der Patient? Was trinkt der Patient vorwiegend? Wie hoch ist die wöchentliche Arbeitszeit des Patienten? Besteht hierdurch eine erhöhte Stresssituation? Durch die weitere Betrachtung der genannten Aspekte besteht die Möglichkeit eines differenzierten **„prädiktiven Reasoning/Foreward Reasoning"**. Beide Begriffe beschreiben die Fähigkeit, welche Prognosen in der Zukunft zu erzielen sind.[57] Durch ein Scientific Reasoning wird die Behandlung auf den Einzelfall angepasst.[58]

Es besteht eine weitere Notwendigkeit zur differenzierten Datensammlungen der persönlichen, sozialen und umweltbedingten Faktoren. Anhand des Fallbeispiels wird das Vorwissen des Patienten unzureichend dargestellt. Weiterhin stellt sich die Frage, welche präventiven Maßnahmen der Patient vor seiner vierten Nierenkolik kennt und anwendet. Erforderlich ist eine differenzierte Prüfung des Trinkverhaltens, der aktuellen körperlichen Aktivität (bestehendes Übergewicht?) und der Stresssituation. Durch eine weitere Datensammlung werden zusätzliche wahrscheinliche Hypothesen entwickelt (**„Hypothesenproduktion"**), die im nächsten Schritt **interpretiert und evaluiert** werden (**„cue interpretation"** und **„Hypothesenevaluation"**).[59]

---

[57] (Burtchen, 2019, S. 23)
[58] (Burtchen, 2019, S. 25)
[59] (Burtchen, 2019, S. 14)

10.2.2. Interaktives Reasoning

Das Interaktive Reasoning bezieht sich auf das Denken durch Gefühle, Wahrnehmungen und Beobachtungen anhand der Gefühls- und Gedankenlage eines Patienten und der Fachkraft.[60] So resultieren stabile Bündnisse für eine weitere Zusammenarbeit.[61] Durch eine angemessene Beziehungsgestaltung erhält die Fachkraft Informationen, welche Maßnahmen der Patient im Vorfeld; in seinen Alltag integriert hat. Beim interaktiven Reasoning soll allerdings nicht nur das gesprochene Wort zum Tragen kommen. Auch nichtsprachliche Anteile werden hinzugezogen und interpretiert.[62]Jedoch besteht die Gefahr, anhand dieser genannten Methode, einem Wahrnehmungsfehler zu unterliegen. Die Autorin Irene Burtchen, des Hochschulskripts „Clinical Reasoning I"; weist darauf hin: „Wir sehen nämlich immer das, was wir zu sehen erwarten".[63] Beim interaktiven Reasoning bleibt die Gefühls– und Denklage der Fachkraft berücksichtigt. So kann, die eigene Einstellung zum Patienten geprüft werden.[64] Eine Einschätzung der psychischen Situation, sowie der Gefühls- und Denklage ist unbekannt. Das Ziel ist es, eine angemessene Beziehungsgestaltung zwischen der Fachkraft und dem Patienten aufzubauen.

10.2.2.1. Lernfaktor Sinneseindrücke

Dem interaktiven Reasoning wird der Lernfaktor **„Sinneseindrücke"** zugeordnet. Die Schmerzweiterleitung ist intakt. Weitere Sinneseindrücke sind im Fall undokumentiert. Diese werden im Verlauf durch die Fachkraft ermittelt.

10.2.3. Konditionales Reasoning

Durch das konditionale Reasoning findet eine Synthese des Scientific Reasoning und des interaktiven Reasoning statt.[65] Es wird dem Patienten, unter Berücksichtigung der Situation, ein Entwurf für die Zukunft erstellt.[66] Hierfür eignet sich das

---

[60] (Burtchen, 2019, S. 28)
[61] (Burtchen, 2019, S. 27-28)
[62] (Burtchen, 2019, S. 26)
[63] (Burtchen, 2019, S. 26)
[64] (Burtchen, 2019, S. 27)
[65] (Burtchen, 2019, S.29)
[66] (Burtchen, 2019, S.30)

intensionale Vorgehen[67]. Der Patient erhält ein Bewusstsein auf ein bestimmtes Ziel.[68] Im Fallbeispiel erhält der Patient eine Vorstellung, welche weiteren Möglichkeiten bestehen, einem Rezidiv entgegenzuwirken. Hierfür stehen dem Patienten die **zurückführende**, **herauslockende**, **geteilte** und **unabhängige** Komponente zur Verfügung.[69] Die zurückführende Komponente beschreibt, die Zeit während einer Nierenkolik, die mit unangenehmen Schmerzen verbunden ist.[70] Die herauslockende Komponente beschreibt, den Zustand, der für die Zukunft anzustreben ist[71]. Im Fall beschreibt die herauslockende Komponente die Eindämmung einer weiteren Kolik bzw. eines Rezidivs, durch präventive Maßnahmen des Patienten. Eine geteilte Komponente erfolgt durch die Beratung der Fachkraft über geeignete präventive Maßnahmen. Anschließend erfolgt die gemeinsame Festlegung weiterer präventiver Interventionen. [72] Die unabhängige Komponente beschreibt somit, dass der Patient die präventiven Maßnahmen eigenständig in den Alltag integrieren kann.[73] Vorzuschlagende Beratungsaspekte sind: Eine Beschreibung der Pathophysiologischen Prozesse, eine Erhöhung der Diurese mindert das Rezidivrisiko [74], Trinken vor dem zu Bett gehen beeinflusst das Konzentrationsverhältnis positiv[75], eine Verteilung der Flüssigkeitszufuhr (2-3 Liter), ist über den Tag anzustreben[76], Süßgetränke sind ungeeignet zur Prophylaxe[77], ein erhöhtes Körpergewicht erhöht das Rezidivrisiko[78], Sport und Bewegung senken das Rezidivrisiko[79], Stress erhöht das Rezidivrisiko[80]. Ein weiterer Beratungspunkt ist, wie und wo sich der Patient eigenständig Fachinformationen einholen kann.

---

[67] (Burtchen, 2019, S.29)
[68] (Burtchen, 2019, S. 29)
[69] (Burtchen, 2019, S. 29)
[70] (Burtchen, 2019, S. 30)
[71] (Burtchen, 2019, S. 30)
[72] (Burtchen, 2019, S. 30)
[73] (Burtchen, 2019, S. 30)
[74] (Straub & Hautmann, 2014, S. 252)
[75] (Menche, & Brandt, 2014, S. 1094)
[76] (Arbeitsgemeinschaft der Wissenschaftlichen Medizinischen Fachgesellschaften (AWMF) & Arbeitskreis Harnsteine der Akademie der Deutschen Urologen Deutsche Gesellschaft für Urologie, 2018, S. 92)
[77] (Arbeitsgemeinschaft der Wissenschaftlichen Medizinischen Fachgesellschaften (AWMF) & Arbeitskreis Harnsteine der Akademie der Deutschen Urologen Deutsche Gesellschaft für Urologie, 2018, S. 92)
[78] (Straub & Hautmann, 2014, S. 252)
[79] (Straub & Hautmann, 2014, S. 253)
[80] (Arbeitsgemeinschaft der Wissenschaftlichen Medizinischen Fachgesellschaften (AWMF) & Arbeitskreis Harnsteine der Akademie der Deutschen Urologen Deutsche Gesellschaft für Urologie, 2018, S. 93)

10.2.3.1. Lernfaktor Vorwissen

Für das Konditionale Reasoning wird der Lernfaktor „**Vorwissen**" berücksichtigt.

Der Patient kennt die Symptomatik einer Nierensteinkolik und weiß, wie stark sich die Schmerzen auf seine weitere Lebenssituation auswirken. Sein weiteres Wissen zur Pathogenese ist unbekannt. Fraglich ist, welches Vorwissen der Patient zu geeigneten präventiven Maßnahmen gesammelt hat und ob er diese in den Alltag integriert. Dies wird in einem Anamnesegespräch ermittelt.

10.2.4. Narrative Reasoning

Die Autorin des Hochschulskripts „Clinical Reasoning I" beschreibt das Narrative Reasoning: „Das narrative Reasoning umfasst das Denken in und durch Geschichten, bei denen insbesondere die verborgenen Erlebens- und Bewältigungsmuster zum Vorschein kommen ".[81] Eng verbunden mit dem Narrativen Reasoning, ist der Begriff der „**somatischen Kultur**". Sie beschreibt, dass weder körperliche, noch seelische Prozesse, sowie Gesundheit und Krankheit, isoliert betrachtet werden.[82] Die Einflussfaktoren für die somatische Kultur sind die **Bildung**, das **Lebensalter**, die **Lebenswelt/Kultur**, die **Lebenslage** und die **Lebensweise**.[83] Die Erhebung individueller Bewältigungsmuster wird durch den Lernfaktor der „individuellen Prägung" dargestellt.

10.2.4.1. Der Lernfaktor individuelle Prägung

Dem Narrativen Reasoning wird der Lernfaktor „**individuelle Prägung**" herangezogen. Der Patient leidet seit seinem 20. Lebensjahr, regelmäßig an Nierensteinkoliken. Die akuten Schmerzen sind für ihn prägend und so unerträglich, dass er eine Akutstation aufsucht. Er ist männlich und 30 Jahre alt. Ausgehend von seinem Berufsstand als Bürokaufmann ist durch Annahmen, mindestens von einem Bildungsstand der mittleren Reife auszugehen. Über seine Lebenswelt/Kultur gibt das Fallbeispiel unzureichend Anhaltspunkte. Ebenso wenig

---

[81] (Burtchen, 2019, S. 33)
[82] (Burtchen, 2019, S. 32-33)
[83] (Burtchen, 2019, S. 32)

Orientierungspunkte sind zu den Aspekten der Lebenslage und Lebensweise vorhanden. Folglich besteht hier die Notwendigkeit weiterer Assessments für die Analyse von individuellen Prägungen. Grundsätzlich besteht die Option, dass der Patient gute Bewältigungsstrategien entwickelt hat. Weiteres wird hierzu im Verlauf bekannt gegeben.

10.2.5. Pragmatisches Reasoning

Das Hochschulskript Clinical Reasoning I schildert das Pragmatischen Reasoning: „Pragmatisches Reasoning zielt auf das Miteinbeziehen von besonders rechtlichen, ökonomischen, personellen, sowie räumlichen Gegebenheiten in das therapeutische und diagnostische Denken und Handeln."[84] So stellt sich zunächst die Frage, welche Profession die rechtliche Verantwortung trägt. Die Medizin diagnostiziert Krankheiten nach dem **ICD-10**. Juristisch gesehen, fällt die Behandlung einer Organstörung in die Zuständigkeit der Ärzte.[85] Weiterhin müssen die ökonomischen Voraussetzungen betrachtet werden. Daher stellt sich die Frage, welcher Geldgeber, die zusätzlichen Aufwendungen übernimmt, wie diese in der Gesellschaft verteilt werden und wie sie dem Patienten vermittelt werden.[86] Auch räumliche und personelle Faktoren werden berücksichtigt.[87] Das Pragmatische Reasoning weist ungeklärte Fragen auf, die für das vorgegebene Fallbeispiel zu beantworten sind. Räumliche und zeitliche Ressourcen sind im Fallbeispiel fehlende Informationen. Auf die finanziellen Aspekte wird, im weiteren Verlauf eingegangen. Die Patientenansicht zum pragmatischen Reasoning wird durch den folgenden Lernfaktor dargestellt.

10.2.5.1. Der Lernfaktor aktuelle Lebenssituation

Dem Pragmatischen Reasoning wird der Lernfaktor „**aktuelle Lebenssituation**" zugeteilt. Der Patient befindet sich in einem stabilen Arbeitsverhältnis. Die finanziellen Ressourcen des Patienten sind unzureichend aufgezeigt. Allerdings existiert in der Bundesrepublik Deutschland die gesetzliche Grundabsicherung. Es

---

[84] (Burtchen, 2019, S. 34)
[85] (Burtchen, 2019, S. 20)
[86] (Burtchen, 2019, S. 34)
[87] (Burtchen, 2019, S. 34-35)

lässt sich schlussfolgern, dass eine Grundversorgung im Falle individueller Risiken, rechtlich gewährleistet ist. Die Bundeszentrale für politische Bildung gibt zur Grundabsicherung folgendes bekannt: „Schutz gewährt die Sozialversicherung v. a. gegen massenhaft anfallende Standardrisiken hochgradig arbeitsteiliger Industrie- und Dienstleistungsgesellschaften, besonders Risiken des Einkommensausfalles wegen verminderter Erwerbsfähigkeit durch Krankheit oder Unfall, aufgrund von Arbeitslosigkeit, Alter und Invalidität sowie zum Ausgleich von Risiken infolge von Schwangerschaft oder Tod."[88] Seine Arbeitssituation im Büro ist unzureichend analysierbar. Die Ermittlung von zeitlichen und räumlichen Ressourcen ist erschwert.

10.2.6. Ethisches Reasoning

Das Hochschulskript „Clinical Reasoning I" führt das ethische Reasoning aus: „Unter dem ethischen Reasoning wird das durch die Wertvorstellung, Einstellungen und Haltungen bestimmte Denken und Handeln verstanden."[89] Hierzu zählen die gesellschaftlichen, sowie die individuellen Wertesysteme.[90] Entsprechend des ethischen Reasoning unterliegt die Pflegekraft einem Regelwerk. Der Ethikkodex des _„International Council of Nurses",_ weist hin, dass Pflegende bei der Gesundheitsaufklärung einer ethischen Verantwortung unterliegen.[91] Ein Angebot zur Gesundheitsberatung ist daher für Pflegende vertretbar. Anliegend des Fallbeispiels ist es möglich eine interprofessionelle Gesundheitsberatung zu veranlassen. Diese wird vom ICN befürwortet.[92] So wäre es möglich, dass Physiotherapeuten die Beratung zu geeigneten körperlichen Aktivitäten und die Ergotherapie die Beratung zu geeigneten Entspannungsmaßnahmen durchführen. Die Profession der Physiotherapie unterliegt, ebenso wie die Profession Ergotherapie einem berufsspezifischen Ethikkodex.[93][94] Weitere Informationen hierzu

---

[88] (Bundeszentrale für politische Bildung, 2015, Abs. 2)
[89] (Burtchen & Biel, 2019, S. 36)
[90] (Burtchen & Biel, 2019, S. 35)
[91] (ICN-Ethikkodex für Pflegende, 2012, S. 2)
[92] (ICN-Ethikkodex für Pflegende, 2012, S. 1)
[93] (Deutscher Verband für Ergotherapeuten,2005, S. 2)
[94] (Deutscher Verband für Physiotherapie, 2019, Abs. 6)

geben die jeweiligen Verbände. Der Lernfaktor „aktuelle Lebenseinstellung"
korreliert mit dem Ethischen Reasoning.

10.2.6.1. Der Lernfaktor aktuelle Lebenseinstellung

Über aktuelle Einstellungen werden keine Informationen im Fallbeispiel erteilt.
Die aktuellen Einstellungen, Wertevorstellungen und Haltungen des Patienten
sind zu ermitteln und zu respektieren.

10.3. Resilienz

Jede Fachdisziplin definiert den Begriff *Resilienz* unter Bezug der jeweiligen Wis-
senschaft abweichend.[95] Entsprechend aller Definitionen wird Resilienz als eine
Befähigung übersetzt, Krisen zu bewältigen.[96]Hierfür kann auf persönliche und
sozial vermittelte Ressourcen zurückgegriffen werden.[97] Das Online-Lexikon für
Psychologie und Pädagogik von Stangl berichtet über den Begriff der Resilienzforschung: „Die Resilienzforschung richtet ihren Blick auf die seelischen Wider-
standskräfte und Ressourcen von Menschen".[98] Entsprechend beschäftigt sie
sich mit der Frage, was den Menschen gesund hält.[99] Eng verbunden mit der
Resilienz sind die **Resilienzfaktoren**. Sie stellen die Säulen der Resilienz dar[100].
Diese werden anhand des Fallbeispiels vorgestellt.

10.3.1. Resilienzfaktoren des Patienten

Optimismus: Die psychologische Praxis für gestalttherapeutische und systemi-
sche Potenzialentfaltung „Mensch im Wandel" definiert den Optimismus, als eine
Fähigkeit, die Zukunft hoffnungsvoll zu gestalten.[101] Im Fallbeispiel werden unzureichende Angaben über den Aspekt des Optimismus des Patienten erteilt.
Eine weitere Analyse durch die Fachkraft ist notwendig. Dennoch ist ein

---

[95] (Burtchen, Nadler, Marienhagen, 2019, S. 12)
[96] (Burtchen, Nadler, Marienhagen, 2019, S. 13)
[97] (Burtchen, Nadler, Marienhagen, 2019, S. 13)
[98] (Stangl, 2020, Abs. 5)
[99] (Stangl, 2020, Abs. 12)
[100] (Mensch im Wandel, 2020, Abs. 2)
[101] (Mensch im Wandel, 2020, Abs. 3)

Optimismus vorstellbar, da differenzialdiagnostisch keine weiteren Grunderkrankungen, erkannt wurden.

Akzeptanz: Akzeptanz beschreibt, die Fähigkeit, eine Situation zu akzeptieren,
Schlechtes bzw. Gutes zu realisieren und die Vergangenheit zu beruhen[102]. Somit besteht die Möglichkeit, dass der Patient akzeptiert, dass er weitere präventive Maßnahmen zur Verhinderung weiterer Rezidive treffen muss.

Lösungsorientierung: Die Lösungsorientierung greift den Aspekt der Zukunfts-
gestaltung auf, wodurch Ziele und Wege für den weiteren Prozess beschrieben
werden.[103] Im dargestellten Fall besteht die Option, dass der Patient durch ge-
zielte Aufklärung der Fachkräfte, eigene Lösungsstrategien entwickelt. Genauere
Informationen sind unbekannt.

Opferrolle verlassen: Die Opferrolle wird verlassen, indem das Individuum,
seine passive Rolle aufgibt.[104] Der Patient wäre in der Lage seine Rolle selbst zu
gestalten, indem er Kontakt zu den Fachkräften aufsucht und sich beraten lässt.

Verantwortungsübernahme: Unter dem Begriff der Verantwortungsübernahme,
wird das Zeigen von Entschlossenheit für die Erreichung von Zielen verstan-
den[105]. Nachdem der Patient ein individuelles Bewusstsein für einen gesünderen
Lebensstil entwickelt hat, gestaltet er selbst eigene Präventionsstrategien für den
Alltag. Ob der Patient bereits dieses Bewusstsein entwickelt hat, ist durch die
Fachkraft zu ermitteln.

Beziehungen gestalten: Der Aspekt der Beziehungsgestaltung beschreibt, soziale Kontakte aufzubauen und Netzwerke zu organisieren.[106] Über bestehende
soziale Kontakte sind ungenügend Informationen vorhanden. Eine Datensammlung über bestehende soziale Kontakte bzw. Netzwerke ist notwendig.

---

[102] (Mensch im Wandel, 2020, Abs. 4)
[103] (Mensch im Wandel, 2020, Abs. 5)
[104] (Mensch im Wandel, 2020, Abs. 6)
[105] (Mensch im Wandel, 2020, Abs. 7)
[106] (Mensch im Wandel, 2020, Abs. 8)

Zukunft planen: Mit dem Faktor Zukunft planen wird die Fähigkeit definiert, sich auf die Zukunft vorzubereiten und alle Eventualitäten einzuplanen.[107] Der Patient ist kognitiv in der Lage, Alternativen für die Zukunft zu entwickeln. Kognitive Defizite sind im Fallbeispiel unwahrscheinlich.

Anliegend zur der weiteren Verlaufsentwicklung des Patientenfalls wird das **Konzept der Salutogenese** auf den Fall angewendet. Im nächsten Schritt wird der Zeitverlauf der Krankheit durch die Variablenveränderung anhand der **vier Domänen des ICF-Modells** dargestellt.

10.4. Salutogenese und Kohärenz

Das Modell der Salutogenese beschreibt, Gesundheit und Krankheit entsprechen einem Kontinuum.[108] Es wird von einwirkenden Stressoren, die auf den Gesundheitszustand einwirken, berichtet.[109] Diese können sich neutral, positiv oder negativ auswirken.[110] Entsprechend verändert sich das Kontinuum in Richtung Gesundheit oder Krankheit.[111] Die Spannungsbewältigung ist abhängig von den individuellen Widerstandsressourcen.[112] Die Nutzung von Bewältigungsstrategien ist abhängig von der **Kohärenz** (SOC).[113] Die Kohärenz ist eingeteilt in die **Verstehbarkeit, Handhabbarkeit, Bedeutsamkeit/Sinnhaftigkeit.**[114]

10.4.1. Der Verlauf des individuellen Krankheitsskripts am Konzept der Salutogenese

Verstehbarkeit: Unter der Verstehbarkeit wird die Fähigkeit verstanden, die Umwelt wahrzunehmen, zu ordnen und zu verstehen.[115] Ein *Schutzfaktor* wäre, dass der Patient kognitiv in der Lage ist, zu verstehen, wie sich weitere präventive Maßnahmen, positiv auf die Reduzierung weiterer Rezidive von Nephrolithiasis auswirken. Ein möglicher *Risikofaktor* wäre, dass der Patient seinen eigenen

---

[107] (Mensch im Wandel, 2020, Abs. 9)
[108] (Blättner, 2007, S. 68)
[109] (Blättner, 2007, S. 68)
[110] (Blättner, 2007, S. 68)
[111] (Blättner, 2007, S. 68)
[112] (Blättner, 2007, S. 68)
[113] (Blättner, 2007, S. 68)
[114] (Blättner, 2007, S. 68)
[115] (Kommerell, 2014, S. 221)

Standpunkt überschätzt und behauptet, dass er ein hohes Maß an Wissen über präventive Maßnahmen verfügt.

Sinnhaftigkeit: Unter der Sinnhaftigkeit wird die Fähigkeit verstanden, das Leben als sinnhaft zu empfinden[116] Ein *Schutzfaktor* wäre, dass der Patient die Einhaltung weiterer präventiver Maßnahmen für die Reduzierung weiterer Folgekomplikationen als sinnvoll erachtet, da er langes beschwerdefreies Leben führen möchte. Ein *Risikofaktor* hingegen, wäre dass der Patient sich in einer Lebenskrise befindet. Weitere präventive Maßnahmen werden als zwecklos betrachtet. Auch undiagnostizierte depressive Phasen stellen einen möglichen *Risikofaktor* dar.

Handhabbarkeit: Die Handbarkeit stellt die Fähigkeit dar, verfügbare Ressourcen bei Schwierigkeiten zu nutzen. Hierbei zählt v.a. der subjektive Glaube, die Schwierigkeiten des Lebens zu bewältigen.[117] Ein *Schutzfaktor* wäre, dass der Patient erkennt, sein Trinkverhalten zu optimieren. Zudem ist der Patient in der Lage Entspannungsmaßnahmen selbstständig durchzuführen. Auch soziale Kontakte sind in diesem Zusammenhang ein *Schutzfaktor*, da diese den Patienten Unterstützung bieten. Es besteht die Möglichkeit, dass der Patient durch Kontakte im Arbeitsbereich und privaten Bereich eine eigene Laufgruppe gründet, die sich zweimal wöchentlich zum Laufen trifft. *Risikofaktoren* hingegen wären, dass der Patient wenig Selbstvertrauen besitzt. Daher fällt es ihm schwer mit Kollegen in Kontakt zu treten. Durch eine hohe Arbeitswochenzeit bestehen wenig private Kontakte, sowie ein hohes Stressniveau Zudem vertritt der Patient die Ansicht, dass ein Achtsamkeitstraining zur Stressreduzierung wenig effektiv ist.

10.5. ICF

Die ICF beschreibt ein Klassifizierungssystem der **WHO**.[118] Es wird hier von der Klassifikation der Funktionsfähigkeit, Behinderung und Gesundheit gesprochen[119].Die **VDEK-Ersatzkassen** verweisen auf den ICF Praxisleitfaden in

---

[116] (Kommerell, 2014, S. 221)
[117] (Kommerell, 2014, S. 221)
[118] (Burtchen, 2019, S. 20)
[119] (Burtchen, 2019, S. 20)

Kurzfassung der **BAR**: „Die ICF besteht aus zwei Teilen mit jeweils zwei Komponenten: Teil 1 „Funktionsfähigkeit und Behinderung" enthält die beiden Komponenten „Körperfunktionen und -strukturen" und „Aktivitäten und Partizipation". Teil 2 „Kontextfaktoren" ist untergliedert in die beiden Komponenten „Umweltfaktoren" und „Personenbezogene Faktoren".[120]

10.5.1. Variablenveränderung in den vier Komponenten der ICF

Die Variablenveränderung stellt den Zustand des Patienten durch die gewählten Strategien der Fachkraft, nach Monaten, dar.

Körperfunktion-Struktur: Körperstrukturen beschreiben anatomische Verhältnisse des Menschen.[121] Die Körperfunktionen stellen die physiologischen und psychologischen Funktionen des Körpers dar.[122] Es treten durch eine individuelle Beratung in den nächsten Monaten keine weiteren Nierenkoliken auf. Ein erneutes Harnsteinleiden, sowie weitere Folgekomplikationen, wie beispielsweise eine Pyelonephritis oder Obstruktionen, werden vermieden. Stoffwechselstörungen, die Nierenschädigungen begünstigen, sind bereits ausgeschlossen. Die psychische Mentalität ist im Fallbeispiel unbeschrieben. Diese muss zuerst ermittelt werden, um weitere Prognosen zu stellen.

Aktivität und Partizipation: Die ICF kennzeichnet die Aktivität als eine Handlung in einer bestimmten Situation.[123] Die Partizipation beschreibt die Involviertheit der Lebenssituation[124] Nach einer Beratung, ist der Patient motiviert mindestens zweimal die Woche Sport zu betreiben und führt eigenständig weitere Präventionsmaßnahmen durch. Er vermehrt sein Wissen zu diversen Sekundärmaßnahmen durch Facharartikel, die ihm die Fachkräfte vorschlagen. Bei Fragen, wendet er sich an die Fachkräfte. Es besteht die Möglichkeit, dass der Patient bereits körperlich aktiv ist und viele Präventionsmaßnahmen in den Alltag integriert hat. Bei einer vollständigen Anamnese geht die Fachkraft auf bestehende Aktivitäten

---

[120] (Bundesarbeitsgemeinschaft für Rehabilitation, Kurzfassung ICF- Praxisleitfaden, 2016, S. 2)
[121] (Bundesarbeitsgemeinschaft für Rehabilitation, Kurzfassung ICF- Praxisleitfaden, 2016, S. 2)
[122] (Bundesarbeitsgemeinschaft für Rehabilitation, Kurzfassung ICF- Praxisleitfaden, 2016, S. 2)
[123] (Bundesarbeitsgemeinschaft für Rehabilitation, Kurzfassung ICF- Praxisleitfaden, 2016, S. 2)
[124] (Bundesarbeitsgemeinschaft für Rehabilitation, Kurzfassung ICF- Praxisleitfaden, 2016, S. 2)

und Lebenssituationen ein. Zur weiteren Partizipation werden unzureichende Informationen dargestellt. Eine weitere Datensammlung ist erforderlich.

Personenbezogene/Umweltbezogene Faktoren: Der personenbezogene Faktor wird nach der ICF bisher nicht klassifiziert. [125] Dennoch können das Geschlecht, das Alter und der Beruf als personenbezogener Faktor hinzugezogen werden.[126] Aufgrund der genannten epidemiologischen Daten wirken sich das männliche Geschlecht und das Alter von 30 Jahren, negativ aus. Der Beruf kann sich sowohl negativ, als auch positiv auf den Lebenshintergrund auswirken. Nach der ICF beinhalten die Umweltfaktoren materielle, soziale und einstellungsbezogene Aspekte.[127] Die erwähnte Grundabsicherung ist im Fallbeispiel wahrscheinlich. Allerdings sind viele Umweltfaktoren, wie die soziale Umwelt, ungenügend dargestellt. Auch die materielle Umwelt des Patienten ist unzureichend dargestellt. Soziale Kontakte können demnach sich positiv oder negativ auf den weiteren Krankheitsverlauf auswirken.

Fehlende Daten im Fallbeispiel, erschweren die Ermittlung des individuellen Krankheitsskripts Im Allgemeinen kann der Fall als **optimaler Verlauf** angesehen werden, da der Patient keine nennenswerten Grunderkrankungen besitzt, die den Krankheitsverlauf dauerhaft verschlechtern.

11. Fazit der Hausarbeit

Um einen Patienten nach dem individuellen Krankheitsskript zu behandeln, werden weitere Patientendaten notwendig. Fehlende Daten führen zu Spekulationen. Fraglich ist, ob die ganzheitliche Betrachtung, eine reine Aufgabe der Mediziner darstellt. So ist es durchaus vorstellbar, dass klinische Gesundheitsexperten eigenständige Begutachtung, sowie Diagnosestellung nach der ICF durchführen und neue Aufgabenfelder übernehmen. Durch die Anwendung des individuellen Krankheitsskripts an einem fiktiven Beispiel, wird die Implementierung in den Praxisalltag erschwert. Angewandte Forschungsprojekte sind notwendig.

---

[125] (Bundesarbeitsgemeinschaft für Rehabilitation, Kurzfassung ICF- Praxisleitfaden, 2016, S. 3)
[126] (Bundesarbeitsgemeinschaft für Rehabilitation, Kurzfassung ICF- Praxisleitfaden, 2016, S. 3)
[127] (Bundesarbeitsgemeinschaft für Rehabilitation, Kurzfassung ICF- Praxisleitfaden, 2016, S. 3)

Literaturverzeichnis

Antwerpes, F. & Blaschke, J. (2017): Obstruktiv. URL: https://flexikon.doc-check.com/de/Obstruktiv [Stand: 10.05.2017]

Antwerpes, F.; Wolfmeir, M. & Graf von Westphalen, G. (2018) Urosepsis. URL: https://flexikon.doccheck.com/de/Urosepsis [Stand: 15.11.2018]

Antwerpes, F., Vehring, M. & Decker, J. (2019): Pyelonephritis: URL: https://flexikon.doccheck.com/de/Pyelonephritis [Stand: 14.05.2019]

Arbeitsgemeinschaft der Wissenschaftlichen Medizinischen Fachgesellschaften (AWMF) & Arbeitskreis Harnsteine der Akademie der Deutschen Urologen Deutsche Gesellschaft für Urologie e.V. (Hrsg.): S2k-Leitlinie zur Diagnostik, Therapie und Metaphylaxe der Urolithiasis. Aktualisierung 2018 URL: https://www.awmf.org/uploads/tx_szleitlinien/043-025l_S2k_Diagnostik_Therapie_Metaphylaxe_Urolithiasis_2019-07_1.pdf [Stand: 31.05.2019]

Blättner, B. (2007): Das Modell der Salutogenese: Eine Leitorientierung für die berufliche Praxis In: Prävention und Gesundheitsförderung Ausgabe 2/2007 In: https://doi.org/10.1007/s11553-007-0063-3.

Bundeszentrale für politische Bildung (2015) Sozialversicherung.URL: https://www.bpb.de/nachschlagen/lexika/recht-a-z/22900/sozialversicherung [Zugriff: 27.11.2020]

Bundesarbeitsgemeinschaft für Rehabilitation (2016) ICF: Zugang zur Rehabilitation: ICF-Praxisleitfaden 1 URL: https://www.vdek.com/vertragspartner/vorsorge-rehabilitation/icf/_jcr_content/par/download/file.res/ICF_Kurzfassung.pdf [Zugriff: 20.12.2020]

Burtchen, I. (2019): Clinical Reasoning I: Unveröffentlichtes Studienheft Nr. 047 im Modul Clinical Reasonig I (Bachelorstudiengang Medizinalfachberufe). Bad Sooden- Allendorf: Diploma Hochschule

Burtchen, I., Nadler, G.& Marienhagen, J., (2019): Clinical Reasoning III. Unveröffentlichtes Studienheft Nr. 172 im Modul Clinical Reasonig III (Bachelorstudiengang Medizinalfachberufe). Bad Sooden- Allendorf: Diploma Hochschule

Deutscher Bundesverband für Pflegeberufe (2014) Unsere Ziele_ Aktionsprogramm 2030: Professionalisierung der Pflege. URL: https://www.dbfk.de/de/ueber-uns/ziele/index.php [Stand: 2014]

Deutscher Verband für Ergotherapeuten Ethikkodex und Standards zur beruflichen Praxis der Ergotherapie URL: https://dve.info/resources/pdf/ergotherapie/158-ethik/file [Stand: 05.10.2005]

Deutscher Verband für Physiotherapie (ZVK) e.V. (2019): PHYSIO-DEUTSCHLAND: Berufsordnung und Leitbild aktualisiert URL: https://www.physiodeutschland.de/fachkreise/news-bundesweit/einzelansicht/artikel/detail/News/physio-deutschland-berufsordnung-und-leitbild-aktualisiert.html [Stand: 20.08.2019]

Gasser, T. (2015): Urologie Basiswissen. 6., Auflage., Berlin Heidelberg: Springer, S. 73–91

Gasser, T. (201): Urologie Basiswissen. 7., Auflage., Berlin Heidelberg: Springer, S. 51–63

Hircin, E., Fink, B., Richter, L. & Antwerpes, F. (2020): Urolithiaisis. URL: https://flexikon.doccheck.com/de/Urolithiasis [Stand: 11.12.2020]

Högemann, A. (2012): Entscheidungsfehler. URL: https://flexikon.doccheck.com/de/Entscheidungsfehler#:~:text=Entscheidungsfehler%20sind%20in%20der%20Medizin,oder%20Motiven%20des%20Arztes%20beruht_[Stand: 09.03.2012]

Klein, S. (2019): Nierensteine. URL: https://www.gelbe-liste.de/krankheiten/nierensteine [Stand: 04.11.2019]

Kommerell, T.& Asmussen-Clausen, M., (2014) Gesundheitsförderung und Prävention. In. In: Lauster, M.; Drescher, A.; Wiederhold, D. & Menche, N. (Hrsg.): Pflege Heute: Lehrbuch für Pflegeberufe. 6., Aufl., München: Urban & Fischer, S. 215-238

Machetanz, L. & Rudolf-Müller, E. (2017) Urinsediment. URL: https://www.netdoktor.de/laborwerte/urinsediment/ [Stand: 08.12.2017]

Menche, N. & Brandt, I., (2014) Pflege von Menschen mit Erkrankungen der Niere und ableitenden Harnwege. In: Lauster, M.; Drescher, A.; Wiederhold, D. & Menche, N. (Hrsg.): Pflege Heute: Lehrbuch für Pflegeberufe. 6., Aufl., München: Urban & Fischer, S. 1067–1108

Mensch im Wandel (2020): Resilienz. URL: http://mensch-im-wandel.de/cms/website.php?id=/de/index/beruflicheangebote/resilienz.htm [Zugriff: 04.12.2020]

Prinz, D., (2018): Salutogenese URL: https://flexikon.doccheck.com/de/Salutogenese [Stand: 19.12.2018]

Schäfer-Bashtdar, D., Decker, J. & Antwerpes, F. (2017) Metaphylaxe URL: https://flexikon.doccheck.com/de/Metaphylaxe [Stand: 19.05.2017]

Stangl, W. (2020): Resilienz. Lexikon für Psychologie und Pädagogik URL: https://lexikon.stangl.eu/593/resilienz/ [Stand: 03.12.2020]

Straub, M. & Hautmann, R. (2014): Urolithiasis- Harnsteinerkrankung In: Hautmann, R. & Geschwend, J. E. (Hrsg.): Urologie 5., Auflage, Berlin Heidelberg: Springer, S. 249–281

Verband der Ersatzkassen (2019): ICF – Internationale Klassifikation der Funktionsfähigkeit, Behinderung und Gesundheit. URL: https://www.vdek.com/vertragspartner/vorsorge-rehabilitation/icf.html [Stand: 22.11.2019]

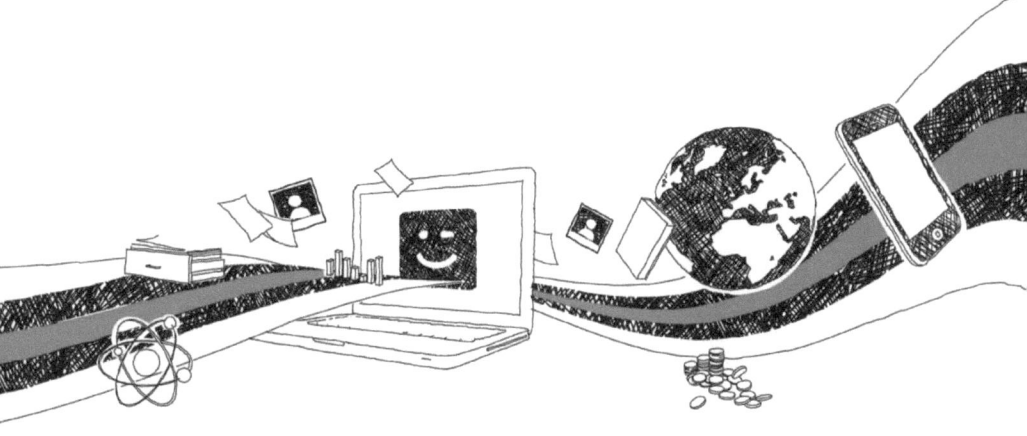
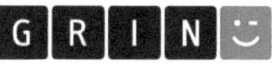

.